DE QUELQUES ACCIDENTS CONSÉCUTIFS

AUX

FRACTURES DU ROCHER

PAR

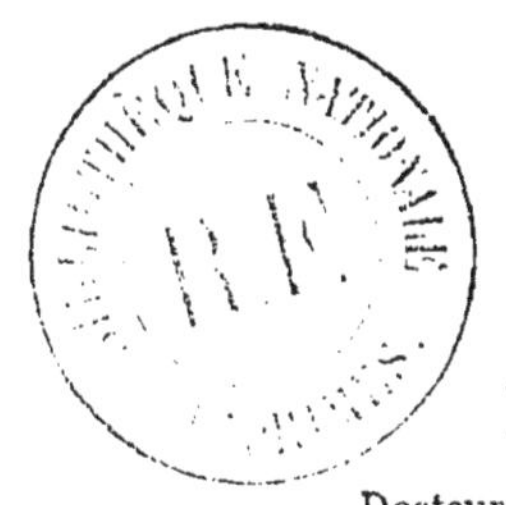

Paul LELONG,

Docteur en médecine de la Faculté de Paris,
Ancien élève de l'Ecole du service de santé militaire de Strasbourg,
Aide-major stagiaire au Val-de-Grâce.

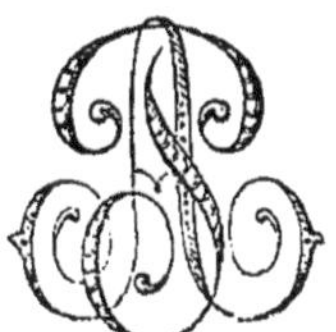

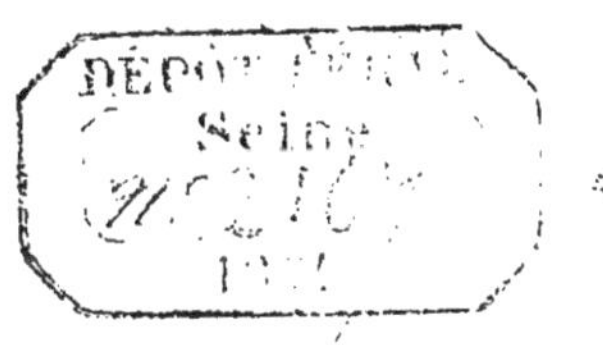

PARIS

A. PARENT, IMPRIMEUR DE LA FACULTÉ DE MÉDECINE

31, RUE MONSIEUR-LE-PRINCE, 31

1874

A MON GRAND-PÈRE

A MON PÈRE ET A MA MÈRE

A MON FRÈRE

A MES AMIS

DE QUELQUES ACCIDENTS CONSÉCUTIFS

AUX

FRACTURES DU ROCHER

INTRODUCTION

L'histoire des fractures de la base du crâne est complète dans ses principaux points. Jusqu'à Aran, qui publia son mémoire dans les *Archives de méd.*, 1844, la doctrine du contre-coup, éditée par l'Académie de chirurgie, régnait sans conteste ; mais ce médecin distingué vint démontrer au moyen de faits nombreux et de l'expérimentation que ces fractures se produisaient par un tout autre mécanisme, et son opinion est adoptée par la majorité des chirurgiens actuels.

Depuis, de nombreux travaux ont été entrepris sur les principaux phénomènes qu'on observait dans ces fractures, il suffit de rappeler ici les recherches de Laugier, Robert, Chassaignac, Bérard, sur les écoulements qui se font par l'oreille, celles de Maslieurat-Lagémart sur les ecchymoses orbitaires, et celles très-importantes de M. le professeur Richet qui a établi, contrairement à l'opinion de Malgaigne et de Houel, que les fractures de la base du crâne pouvaient se consolider.

Il est cependant un point dans l'histoire de ces fractures

qui est brièvement traité dans la plupart de nos auteurs classiques ; nous voulons parler des accidents que conservent les malades quand ils échappent aux graves complications encéphaliques plus fréquentes ici que dans les autres lésions traumatiques du crâne. On comprendra facilement ce fait, si l'on veut se rappeler que le chirurgien revoit rarement dans la suite les malades qu'il a traités dans le service de l'hôpital. Et pourtant la connaissance de ces accidents consécutifs est indispensable aux médecins légistes, chargés d'éclairer la justice quand les intéressés réclament des dommages-intérêts, comme l'a fait le malade dont nous rapportons l'histoire, et aux médecins militaires appelés à proposer au commandement ces blessés pour la réforme ou des pensions.

Parmi les accidents qui apparaissent quelquefois instantanément, et plus tard dans certains cas, nous avons pris comme les plus importants la paralysie faciale et la surdité. Ces deux lésions feront l'objet d'un premier chapitre.

Dans un deuxième, nous étudierons des faits assez nombreux, mais connus depuis peu ; nous voulons parler des lésions de l'oreille interne après les fractures du crâne.

Enfin, dans un troisième chapitre, nous avons réuni quelques complications assez rares, mais qui ne doivent point être ignorées, vu leur possibilité.

CHAPITRE Ier

DE LA PARALYSIE FACIALE ET DE LA SURDITÉ CONSÉCUTIVES AUX FRACTURES DU ROCHER.

La fréquence de la paralysie faciale dans les fractures du rocher lui a fait accorder une assez grande valeur diagnostique, surtout si elle est accompagnée d'un écoulement de sang par l'oreille de sang ou de liquide céphalo-rachidien.

Les rapports du nerf facial avec cette partie du temporal nous feront saisir aisément pourquoi on la rencontre si souvent. Sans entrer dans de longs développements anatomiques à ce sujet, qu'il nous soit permis de rappeler la disposition générale de ces parties.

« Le rocher privé de toute espèce de suture par engrenage avec les os qui l'entourent, représente, suivant la pittoresque expression de M. le professeur Richet, une sorte de presqu'île ne tenant au reste de la boîte osseuse que par sa base. » (Richet, *Anat.méd. chirurg.*). Dans l'épaisseur de cette petite pyramide sont creusés de nombreux canaux osseux livrant passage à des cordons nerveux ou à des vaisseaux; de plus, elle contient un appareil sensoriel d'une finesse extrême, l'oreille interne, composée, comme on sait du labyrinthe, du vestibule et des canaux semi-circulaires.

Les principaux nerfs sont le facial et l'auditif qui pénètrent tous les deux dans le rocher par le conduit auditif interne, le premier au-dessus du second, et séparé de lui par le nerf intermédiaire de Wrisberg.

Le nerf auditif abandonne bientôt son compagnon pour se diviser en deux branches, dont l'une est destinée au limaçon, et l'autre au vestibule.

Le nerf facial, continuant sa route, aborde le canal de Fallope qu'il traverse dans toute sa longueur, et vient sortir par le trou stylo-masloïdien. Dans son trajet, il fournit quelques branches que nous rappelons brièvement : un rameau très-important, la corde du tympan qui va se raccorder avec le nerf lingual ; plusieurs petites branches qui vont aux muscles digastrique, stylo-glosse, etc, enfin le grand et le petit nerf pétreux superficiel.

Ce court exposé nous montre le nerf facial contenu dans un étui osseux qui le protége, tant que ce dernier est dans un état d'intégrité parfaite, mais nous pouvons déjà pressentir que les causes de paralysie qui peuvent l'atteindre sont nombreuses, nous allons les passer en revue.

1° La déchirure, et même la section complète du nerf. Ce cas est assez fréquent, et on le rencontre surtout dans une variété de fractures de la base du crâne, ce sont celles qui sont produites directement par un projectile. Nous avons trouvé dans une observation de Chassaignac, thèse de concours 1842, le fait parfaitement établi. Voici le résumé des lésions anatomiques : coup de pistolet dans l'oreille ; fracture de la base ; lésion des nerfs moteur oculaire commun, trijumeau et facial ; fracture comminutive de la portion pierreuse du temporal ; injection du nerf de la cinquième paire, ses filets sont ramollis et se déchirent facilement au niveau du bord supérieur du rocher ; *destruction complète du nerf facial dans une partie de son trajet osseux.*

Dans ces cas elle se produit immédiatement après l'accident, et est accompagnée presque toujours de surdité, comme nous le voyons dans les deux observations suivantes que nous empruntons à l'*Union Médicale* du 22 novembre 1873.

OBSERVATION I. — Jeune fille de 20 ans, entrée dans le service de M. Guyon, à l'hôpital Necker. Elle avait reçu un mois avant son entrée, un coup de revolver dans l'oreille droite ; une hémorrhagie assez abondante avait suivi l'accident et s'était arrêtée bientôt. L'anéantissement de l'ouïe de ce côté, avait été immédiat, mais la malade n'avait présenté aucun phénomène encéphalique. Elle était atteinte d'une *paralysie faciale* complète qui s'était, du reste, aceusée immédiatement après la blessure; la luette était déviée à droite, et la gustation manifestement compromise du même côté. Le côté gauche de la face était le siége d'un rire convulsif tout à fait particulier .

Obs. II. — Femme de 39 ans, hôpital Saint-Louis, service de M. Péan. Attaquée par un malfaiteur qui la menaçait d'un revolver, elle pencha vivement la tête en avant, et reçut la balle au niveau de l'oreille gauche. L'hémorrhagie fut très-abondante, mais s'arrêta au bout de quelque temps; la *surdité* fut immédiate, et on constata sur le champ une *paralysie faciale* complète.

2° La paralysie faciale est due dans certains cas à un épanchement de sang intra-crânien qui ne trouvant pas de place entre le nerf et le cul-de-sac arachnoïdien qui l'accompagne dans l'aqueduc , exerce une compression plus ou moins grande sur lui. Dans ce cas comme précédemment la paralysie apparaît de suite. L'observation suivante est probante à cet égard.

Obs. III (1). (Hôtel-Dieu, service de M. le professeur Richet.)

Quettier (Louis), 22 ans, marchand de fromages, entre le 11 novembre 1873. Il a été frappé à la région occipitale par un panier de fromages pesant 50 à 60 kilogrammes, pendant qu'il déchargeait sa voiture. Il est tombé immédiatement sans connaissance, la face en avant. Transporté à l'Hôtel-Dieu, on constate un écoulement de sang par l'oreille gauche.

12 novembre. Le malade a passé la nuit dans un état de demi-coma; il s'est cependant levé pour uriner. Voici les phénomènes qu'on remarque à la visite : Aux questions qu'on lui pose, il répond, d'un air hébété. « Je ne sais pas. » Parole un peu embarrassée. Le malade a perdu le souvenir de ce qui s'est passé au moment de l'accident, et même des événements qui ont eu lieu depuis deux ou trois jours. Il ne sait pas s'il était à Paris ni ce qu'il y faisait. Les yeux ne sont point hagards, mais présentent une fixité

(1) D'après les notes qu'a bien voulu nous communiquer M. Longuet, interne du service, que nous remercions sincèrement.

remarquable. Point de paralysie de la motilité ni de la sensiblité, excepté à la face. Le côté gauche de cette région semble un peu immobilisé. Les muscles se contractent plus difficilement. Quand le malade ouvre la bouche, les zygomatiques du côté droit se contractent seuls. De même si le malade veut souffler, la joue gauche se gonfle plus que la droite, s'il veut siffler le rapprochement des lèvres est impossible. Pas de déviation de la langue ; le voile du palais est mobile, mais le pilier gauche déjeté en arrière et plus rigide que le droit. Les paupières n'ont rien perdu de leur mobilité ; une ecchymose existe à la partie antérieure de l'arcade zygomatique. Pas d'ecchymose pharyngienne ; les paupières et les conjonctives en sont aussi exemptes. Au niveau de la protubérance occipitale externe, on trouve une plaie du cuir chevelu qui n'a pas mis l'os à nu.

L'écoulement de sang par l'oreille s'est arrêté pendant la nuit. La vessie est pleine ; pas de garde-robe. La malade a eu plusieurs vomissements de matière verdâtre.

On prescrit deux pots d'eau de veau stibiée ; bouillon.

Température 37°3 ; pouls 72.

Plusieurs vomissements abondants dans la journée, pas de selles ; le malade a uriné ; il a avalé un peu de potage.

La paralysie faciale semble être augmentée : rien du côté des membres L'état intellectuel est toujours le même.

Le 13. Nuit bonne ; pas de garde-robe. Le malade est atteint d'un léger ictère ; peau chaude et un peu colorée. La langue, saburrale, ne présente point de déviation. T. 37°6, P. 64.

Intelligence obtuse. Le malade répond : «Je ne sais pas, je ne crois pas, oui et non aux questions qu'on lui adresse. Il présente un peu d'agitation, se plaint de douleurs de tête, surtout à la partie postérieure du cou ; ces douleurs augmentent quand le malade tourne la tête à gauche ou à droite.

La température jusqu'au 17, est :

Le 14, T. matin 37°   T. soir 37°1, P.52
      15,   —   37°1   —   37°3, P.52
      16,   —   39°   —   38°9, P.56

Le 17, Le malade est plus éveillé et plus agité ; il se remue dans son lit ; sa peau est chaude, quoique son pouls présente la lenteur remarquable des jours précédents.

T. m., 37°5, s. 37°4, P. 64.

La douleur de la nuque force le malade à se tenir la tête renversée en arrière. On pense un instant au tétanos, mais la contraction des muscles est peu accentuée, seul l'omo-hyoïdien est assez tendu.

Le 23. Le malade ne présente aucune amélioration. Le pouls a un peu augmenté de fréquence. P. 60.

Le 30. Même état. La paralysie faciale persiste sans modification ; le pouls est redevenu fort lent. P. 52 pulsations.

Exeat, le 4 décembre 1873.

Cette observation intéressante nous montre donc la paralysie faciale produite par un épanchement intra-crânien, persister après la guérison du malade. Nous retrouvons les mêmes symptômes, trois mois après, ainsi que nous le montre une note qu'a bien voulu nous adresser M. le Dr Picard, médecin à Lagny, qui a examiné le malade avec beaucoup de soin. La région frontale gauche est complètement paralysée ; l'arcade sourcillère de ce côté est surabaissée.

La paupière de l'œil gauche est paralysée incomplètement ; à 300 m. environ la vue n'est plus distincte ; le malade rapporte que cette diminution de l'acuité visuelle est survenue depuis son accident. Paralysie complète de la lèvre supérieure gauche ; de là, difficulté sérieuse pour le malade à s'exprimer, à cracher et à prendre les aliments ; sensibilité tactile sensiblement diminuée dans toutes les régions ci-dessus nommées.

On doit craindre pour ce malade la persistance de cette paralysie et d'une méningite basilaire chronique qui s'est propagée au cul de-sac arachnoïdien qui forme une gaîne au nerf facial. Dans quelques cas, les fractures intéressant le conduit auditif interne, le nerf peut se trouver contusionné ou comprimé par les fragments du rocher. Dans ce cas, la consolidation se faisant régulièrement, il peut arriver que le nerf reprenne ses fonctions entièrement, comme nous le voyons dans le fait suivant.

Obs. IV. (The Lancet, du 8 septembre 1872, par Marshall, [hôpital de l'Université, Londres.)

Edouard P..., âgé de 35 ans, chauffeur, tombe sur le côté droit de la tête, d'une hauteur de 12 pieds.

A son entrée à l'hôpital, le 14 août, il présente une insensibilité qui dure peu. Au niveau de l'oreille droite on trouve deux plaies du cuir chevelu, et une fracture de la clavicule à son tiers externe. Ecoulement de sang par l'oreille droite qui dura 1 heure et demie ; on place un pansement antiseptique sur les plaies et l'oreille.

16 août. La sensibilité est complètement revenue. Le malade se plaint d'une douleur au front.

Le 23. Fièvre, paralysie faciale à droite.

Le 25. La paralysie augmente; pas de douleur de téte. Un cal se forme autour de la fracture claviculaire.

Le 26. Paralysie très-marquée; pas d'albumine dans les urines.

1er septembre. La paralysie diminue, ce sont les régions innervées par la branche inférieure du facial qui sont atteintes; rupture de la membrane du tympan.

Le 7. La paralysie a entièrement disparu.

Le 17. Il sort guéri.

3° Dans certains cas, la paralysie n'apparaît que quelque temps après l'accident et n'est point due à un épanchement de sang ni à une lésion traumatique du nerf. Quel est donc le mécanisme de sa production dans ces circonstances ? Nous croyons pouvoir le trouver dans la formation d'un cal intra-fragmentaire qui, diminuant un peu le calibre du conduit auditif interne, peut exercer une assez grande compression sur le cordon nerveux qui le traverse.

En voici deux cas que nous extrayons encore de *The Lancet*, loc. cit. :

Obs. V. — Antoine N..., âgé de 36 ans, est admis à l'hôpital le 13 août, après avoir fait une chute sur une plaque de chemin de fer, d'une hauteur de 12 pieds. La partie postérieure de la tête porta sur la plaque. A son entrée, on trouve une large plaie du cuir chevelu dans cette région. Ecoulement de sang par le nez et l'oreille gauche; pas d'ecchymose sous-conjonctivale. Le malade était très-agité et même violent à certains moments; il n'avait perdu qu'à moitié la conscience, et répondait, lorsqu'on le questionnait, d'une voix forte. Position fléchie dans le lit, les genoux l'un à côté de l'autre, et les bras croisés sur la poitrine. Les pupilles sont très-contractées. L'écoulement de sang par l'oreille, abondant pendant 2 heures, fut remplacé par un suintement qui existait 4 heures après. On met un pansement antiseptique sur la plaie et l'oreille. Violente agitation pendant la nuit, le malade a voulu se jeter hors du lit. On ordonne une forte purgation.

15 août. Il est couché sur le côté gauche; répond raisonnablement aux question qu'on lui pose, mais montre un peu d'irritabilité; égale contraction des pupilles.

Le 19. Le malade est moins irritable, se plaint d'un peu de céphalalgie. Aucune trace d'exsudation séreuse, qui a cessé le 17. Le 21. La sensibilité reparaît, et l'irritabilité cesse. Le 22, la conscience lui revient, il a encore quelques douleurs de tête ; il garde la position fléchie. Le 23, il se plaint d'une douleur qui passe d'une oreille à l'autre ; une légère paralysie faciale du côté gauche affecte principalement les parties innervées par la portion cervico-faciale de ce nerf, le 25. La paralysie a un peu augmenté, le malade est parfaitement sensible. Le 29, la paralysie a un peu diminué. Le 4 septembre, aucun symptôme, si ce n'est la paralysie faciale qui est légère, et de la surdité de l'oreille gauche. Le 9, le malade sort ; à gauche, il entend le tic tac d'une montre placée à 4 pouces de distance ; à droite, à 22 pouces. Pas de rupture de la membrane du tympan.

Obs. VI. — Christophe C..., âgé de 24 ans, lampiste, était sur la plate-forme d'un wagon ; le train se met en marche, il se baissa et put ainsi franchir deux tunnels, mais en arrivant au troisième qui était plus bas, il fut lancé à terre après s'être heurté la tête contre le tunnel.

A son entrée à l'hôpital peu après son accident, on découvre une large plaie au-dessus de la paupière gauche ; hémorrhagie par les deux oreilles, surtout à gauche. Le suintement par les oreilles dura près de 4 heures. La pupille gauche est plus dilatée que la droite, le malade parle d'une façon incohérente.

19 août Très-agité, le malade se démène, il est inconscient, ne répond pas quand on lui parle. Il fléchit la tête à gauche, contraction pupillaire très-marquée à gauche. On place un pansement antiseptique sur la plaie et les oreilles. Le 20, le malade plus tranquille, cependant assez irritable ; on ordonne de placer un sac de glace sur la tête. Lavement avec un mélange de térébenthine et huile de castoréum.

Le 21. La conscience lui revient, il se rappelle l'accident, la miction se fait volontairement. Le 22, on constate une paralysie faciale très-marquée à gauche. Le 24, elle a augmenté. Le 26, le malade a eu deux attaques épileptiformes et une troisième le matin. Les convulsions sont plus fortes la veille, d'un côté que de l'autre. Perte absolue de conscience pendant les attaques et assoupissement qui dure quelques heures. Pas de projection de la langue. Pouls normal, ainsi que la température.

Le 27. Les attaques ont disparu ; quelques douleurs au sommet de la tête ; pas d'albumine dans les urines. Le 30, la paralysie est plus marquée. La céphalalgie a disparu.

4 septembre. La paralysie diminue ; on constate de la surdité et la rupture de la membrane du tympan, à gauche. Le 15, la paralysie a diminué dans les parties supérieures de la face, mais elle existe encore dans les régions inférieures. On renvoie le malade qui est examiné un mois après.

12 octobre. On constate que la paralysie est restée stationnaire. Le sujet entend une montre à 6 pouces à gauche, et à 18 à droite.

Nous avons vu la paralysie faciale exister seule, ou accompagnée de surdité. Quand ces deux phénomènes existent, nous trouvons l'explication dans des lésions simultanées ou des centres nerveux, ou des deux nerfs dans leur trajet simultané à travers le conduit auditif interne. Dans quelques cas, le nerf facial échappe aux nombreuses causes de paralysie qui auraient pu l'atteindre, et la surdité plus ou moins complète vient révéler que seul le nerf auditif a été intéressé. On peut invoquer une lésion cérébrale, où la commotion du nerf acoustique, et enfin des causes de désorganisation qui feront l'objet du chapitre II, quand nous étudierons les lésions de l'oreille interne après les fractures du rocher. Voici un cas où la surdité a existé sans paralysie faciale.

OBS. VII. (Cloquet, Bullet. de la Société de chirurgie, 1857-1858.)

OBS. VII— Garçon maçon en 1827 aporté à l'hôpital saint-Louis, après avoir eu la tête écrasée d'avant en arrière par la chute d'une pierre de taille volumineuse. Les os de la face étaient comme broyés, le nez enfoncé, et les os du crâne présentaient des fractures si nombreuses qu'elles se constataient dans toute la région de cette boîte osseuse et qu'on pouvait sentir leur mobilité et parfois leur crépitation : du sang s'écoulait abondamment par l'oreille gauche, signe d'une fracture de la base du crâne. La tête avait changé de forme : elle était manifestement aplatie d'avant en arrière. Il y avait perte complète de connaissance. — Après un traitement antiphlogistique des plus énergiques, les accidents disparurent peu à peu, et le malade put sortir de l'hôpital en ne conservant qu'une surdité de l'oreille gauche et une déformation du visage et de la tête.

Quand la paralysie faciale et la surdité coexistent, l'une peut disparaître et l'autre subsister, ainsi que nous le voyons dans le fait suivant.

OBS. VIII. (Gaz. médicale de Strasbourg, 1868.)

OBS. VIII. — L... Agé de 14 ans, tombe la tête en avant d'un fenil dans une grange. Perte du sentiment et du mouvement. — Refroidissement général, absence de pouls, hémorrhagie très-abondante par l'oreille droite; paralysie de la face du même côté, puis consécutivement délire alternant avec la stupeur, et guérison datant de 5 ans, avec perte absolue de l'ouïe mais avec disparition de la paralysie faciale.

Jusqu'ici nous n'avons observé que la paralysie faciale survenant après la rupture d'un rocher. Dans les 2 observations suivantes il y a eu diplégie avec fracture des deux rochers. Dans le mémoire de M. Davaine sur la diplégie faciale nous trouvons un fait emprunté à Romberg (Lehrbuch der Nervenkrankheiten).

Obs. IX. — Un homme âgé de 43 ans a la tête prise entre 2 poutres au niveau des régions temporales, et aussitôt après l'accident on voit survenir un écoulement de sang par les 2 oreilles, une paralysie faciale double et une surdité à peu près complète. Ce dernier symptôme disparut bientôt ainsi que l'otorrhagie, mais il n'en fut pas de même de la perte de la motilité qui persiste. Outre l'absence de rides sur le front qui offrait une surface polie, l'auteur signale une sensation de sécheresse que le malade éprouvait dans la bouche, et dont il cherchait à se débarrasser en se gargarisant fréquemment. En examinant la face inférieure de la langue et la muqueuse du plancher buccal, on constata qu'elles étaient plus sèches qu'à l'état normal.

Le deuxième fait nous est fourni par Gama, *Traité des plaies de tête*, p. 161. Nous résumons l'observation en ne prenant que ce qui se rapporte à notre sujet.

Obs. X. — Un militaire, blessé à la bataille de Leipzick le 18 octobre 1813, entré au Val-de-Grâce, 16 ans après, en 1829. Il est devenu sourd-muet, et raconte par écrit les faits suivants : Au moment de la canonnade, 2 boulets venus en sens opposé se heurtèrent près de sa tête. Perte de connaissance immédiate. Ecoulement du sang par la bouche le nez et les oreilles. — Il reste sur le terrain un temps qu'on ne peut apprécier, et est emmené en captivité. Il avait alors une douleur très-vive à la tête qui était enflée, et de plus des douleurs lancinantes dans l'intérieur des oreilles. — Au moment où il entre, sa douleur de tête persiste pendant 18 mois; ses oreilles ont fourni une matière fétide d'abord assez abondante, qui s'est arrêtée dans la suite. Après l'avoir traité les médecins Russes le renvoyèrent en lui disant qu'il avait la langue et l'ouïe paralysées.

Gamo l'examine avec soin, et rapporte que l'abolition de l'ouïe est l'accident particulier qui rend cette observation intéressante, sans qu'on puisse en sé·parer la perte de la parole. Quand le malade introduit dans l'une de ses oreilles une tige métallique dont l'extrémité appuie sur un piano-forte, il perçoit quelques sons très-faibles : mais les grands bruits comme les violents coups de tonnerre, les détonations ne lui sont point perceptibles, même avec les cornets acoustique les plus forts. La langue ne peut dépasser le rebord des dents, mais ses mouvements sont assez libres dans l'intérieur de la bouche. Impossible au malade de prononcer une seule syllabe labiale, ma, pa, pru, etc. Il produit à volonté les sons gutturaux. Affaiblissement du goût et de l'odorat.

Vue. Si dans les paralysiesfaciales d'origine rhumatismale, dues soit à une otite, soit à une cause non traumatique, on ne voit pas survenir fréquemment d'altérations du côté du globe oculaire, elles n'y existent pas moins dans certains cas de fractures du rocher, comme le montrent les faits que nous rapportons plus loin. Leur fréquence et leur production ont reçu différentes interprétations.

Pour les uns, elles sont fréquentes ; ainsi Ch. Bell raconte l'histoire d'un individu atteint de paralysie faciale qui avait toujours eu l'œil enflammé ; la cornée était devenue opaque et la vision s'était complètement perdue.

Liégeois (Thèse de Paris, 1853) est d'un avis contraire : « Les observations pathologiques ne signalent qu'exception-nellement ehez l'homme des altérations sérieuses ; et les vivisections ne permettent pas de les constater chez les animaux. »

Longet, Bérard, M. Richet admettent la possibilité de troubles visuels, les premiers par sécheresse et inflammation légère de la conjonctive, le professeur de l'Hôtel-Dieu par la présence de mucosités sur la surface cornéo-conjonctivale dont celle-ci ne peut se débarrasser.

Cette explication est vraie généralement ; mais nous croyons qu'on peut dans certains cas invoquer une autre cause. Tout le monde sait que c'est à Magendie qu'on doit les expériences nombreuses qni ont démontré l'importance

de l'intégrité du nerf trijumeau sur la nutrition et les sécrétions des principaux organes de la face. Ces recherches ont
été confirmées par Longet, Vulpian, etc. Seul Müller écrit
(Physiologie du système nerveux, t. I, traduction Jourdan):
«Suivant moi, le nerf trijumeau n'exerce absolument aucune
influence ni sur *la vue*, ni sur l'audition, ni sur l'olfaction. »
Mais le physiologiste allemand n'a appuyé cette assertion
d'aucune preuve expérimentale ou pathologique. De plus, un
fait très-important à notre point de vue, et dont la remarque
appartient à Longet (Anatomie et Physiologie du système
nerveux, p. 162) c'est que « les altérations de nutrition de
l'œil, très-apparentes quand on coupe le trijumeau dans la
fosse temporale et au niveau du ganglion semi-lunaire, se
manifestent à peine quand on pratique la lésion de ce nerf
avant son passage sur le rocher.» Or c'est justement dans
le premier point qu'une fracture du rocher peut atteindre ce
nerf. Voici deux cas dans lesquels cette double influence
peut être invoquée.

Dans le premier, nous trouvons la paralysie faciale, perte
de la vue et de l'ouïe ; dans le second il n'y a comme accident consécutif que l'opacité de la cornée.

Obs. XI. (The med. and surg. history of the war of the reb., p. 234.)

Ch. Bürger, 70ᵉ régiment de volontaires de New-York, a été blessé à la
bataille de Williamsburg en Virginie le 5 mai 1862 par une balle qui pénétrant
au côté gauche de la tête a fracturé l'arcade zygomatique et l'appophyse
mastoïde du temporal. Envoyé à Baltimore (Mayland) le 10 mai. Quatre
fragments ont été retirés de la portion squameuse du temporal gauche, le plus grand mesurant 1/4 de pouce. Il guérit rapidement, et le 6 avril
1862, il est renvoyé à demi guéri, mais conservant une paralysie de la
face. — En août 1869, son infirmité a diminué de moitié. — Le docteur Otis
dans son certificat daté du 25 avril 1864, constatait que la vue de l'œil gauche
et l'ouïe du même côté étaient détruites, et que 28 petites esquilles osseuses
étaient sorties par la plaie.

Obs. XII. (Lee, Med. Times and Gazette, 1852, p. 240.)

L'homme était à l'hôpital Saint-George en 1841. Admis 7 heures après sa blessure à la tête, il présentait une anesthésie complète du côté gauche de la face et de la partie supérieure de la tête. — Il avait perdu le goût et la sensibilité du côté gauche de la langue excepté à sa base, et ne sentait nullement qu'un crayon lui était introduit dans la narine gauche. — Les muscles de la mastication avaient perdu leur pouvoir musculaire de ce côté. Plusieurs autres nerfs étaient sérieusement atteints. Il était tombé à ce qu'il racontait d'une hauteur de 28 pieds, sur le côté gauche de la tête.

L'accident avait été suivi d'une insensibilité complète pendant plusieurs heures, et il avait perdu une grande quantité de sang par le nez, les oreilles et la bouche. Hémiplégie droite qui disparut quelques instants après. — Son intelligence était intacte, et il répondait à toutes les questions avec une grande précision. Une légère amélioration suivit sans qu'on variât le traitement. La faculté de relever la paupière gauche revint, mais la cornée de ce côté devient peu à peu opaque. Lorsque nous revîmes cet homme quelques années après, il nous dit que l'opacité avait un peu diminué.

Goût. — Dans les paralysies faciales et en particulier dans celles que peuvent intéresser la corde du tympan on rencontre une perversion du sens du goût. Bellingeri (De nervis facici, quinti et septimi nervorum paris functiones, Turin, 1818) avait proposé de regarder comme un nerf spécial du goût la corde du tympan. Longet ne lui accorde pas ce pouvoir, et il admet que s'il y a trouble dans la sécrétion, c'est par paralysie des appareils musculaires qui entourent les orifices des canaux excréteurs des glandes salivaires. Cl. Bernard, au contraire (*Leçons sur la physiologie et la pathologie du système nerveux*, t. II, p. 172), pense « que c'est par des actions motrices que la corde du tympan exercerait son influence sur des phénomènes de nature variée, sur les sécrétions glandulaires, sur la circulation locale, *sur les sensations gustatives*. Pour Stich (Beitræge zur Kenntniss der Chorda Tympani, in *Annalen der Charité Krankenhauser*, Berlin 1857) la corde du tympan est surtout un nerf sensitif, et qui renfermerait des filets provenant du trijumeau. M. Vulpian, d'après des expériences personnelles, après arrachement de la portion intra-pétreuse du nerf facial, est arrivé à des conclusions toutes différentes :

1° Les fibres nerveuses de la corde du tympan sont destinées à la glande sous-maxillaire ;

2° La corde du tympan ne fournit aucune fibre nerveuse à la langue, et par conséquent elle ne saurait être en aucune façon considérée comme un nerf gustatif (*Archives de Physiologie*, mars - avril 1869).

Quoi qu'il en soit de ces diverses explications, les faits existent assez nombreux où, après fracture du rocher, la paralysie faciale a été suivie de perte du goût. Voici à l'appui, un fait emprunté à Cl. Bernard, *loc. cit.*, pendant qu'il était interne dans la service de Velpeau.

Obs. XII. — Broson (André), âgé de 45 ans maçon. — Le 24 mai 1843, il fit une chute sur la tête de la hauteur d'un 1ᵉʳ étage. — Il y eu perte de connaissance, plaie sur le côté gauche de la tête et écoulement d'un peu de sang par l'oreille du même côté. Le malade, saigné aussitôt après la chute, fut immédiatement transporté à l'hôpital, et il ne recouvra sa connaissance que le 25 mai à 6 heures du matin. A la visite, on observe les symptômes suivants. Paralysie faciale du côté gauche et douleur vive accusée par le malade dans le côté gauche de la face. — M. le professeur Velpeau diagnostique une fracture du rocher, l'état grave du malade l'empêche de se livrer à l'examen détaillé des symptômes de l'hémiplégie faciale. Les jours suivants sous l'influence d'un traitement convenable, les accidents cérébraux avaient disparu, la plaie de la tête s'était cicatrisée et la céphalalgie dissipée; mais la paralysie du front persistait toujours avec la même intensité, et était complète à gauche, le front ne se plissait plus, les paupières ne pouvaient s'occlure; les traits étaient entraînés à droite. La parole est assez libre, la luette n'est pas déviée. Pendant la mastication, les aliments s'accumulent entre les dents et la joue. La vue est conservée, l'ouïe et l'odorat ne sont pas sensiblement altérés, mais il y a une inégalité remarquable pour la gustation dans les deux côtés de la langue et seulement vers la partie antérieure. Si l'on place sur cet organe de l'acide citrique ou de l'acide tartrique en poudre, la saveur est promptement sentie avec son caractère acide du côté droit, tandis qu'à gauche la saveur plus lentement perçue est affaiblie, et le malade n'en reconnaît pas exactement la nature. Malgré cette inégalité dans la faculté gustative, la surface de la langue offre partout le même aspect; elle est également humectée dans tous les points, et la sensibilité tactile y est aussi exquise à droite qu'à gauche. La paralysie faciale ne fut que peu amendée par l'emploi de vésicatoires et du galvanisme. Le 14 juin 1843 le malade voulut sortir; il était parfaitement rétabli quant à sa santé générale, mais non guéri de son hémiplégie faciale.

La paralysie faciale n'existant pas, on peut trouver seulement une perte plus ou moins grande du sens de la gustation; enfin, dans quelque cas une, anosmie concomitante fait aussi son apparition. M. le Dr Notta, dans un long mémoire inséré dans les *Arch. gén. de méd.* 1870, en a rapporté trois exemples. S'il nous a été possible trouver dans la lésion de la corde du tympan une explication de l'affaiblissement et même de la perte du goût, nous ne pouvons en dire autant pour l'anosmie. Est-ce une irradiation de la fracture de la base qui se transmet à la lame criblée de l'ethmoïde; est-ce un épanchement de sang qui comprime les nerfs olfactifs à leur origine; est-ce une destruction localisée de la masse cérébrale à cet endroit? Nous ne pouvons qu'indiquer ici ces différentes hypothèses, puisque nous n'avons pu trouver une observation suivie d'autopsie de cas semblables.

Nous résumons ici les trois observations rapportées par Notta (*loc. cit.*)

Oᴮꜱ. XIV. — Cheron, âgé de 40 ans, a reçu un coup de crosse de fusil sur l'oreille droite. Chute sans connaissance sur le sol. Écoulement de sang par l'oreille, suivi d'un écoulement de sérosité pendant plusieurs jours. — Pas de paralysie des membres, perte de l'odorat et du goût.

Au bout de trois mois, il y a une légère amélioration, mais qui n'a pas continué. L'ouïe est complètement abolie à droite, elle est un peu rétablie à gauche.

Oᴮꜱ. XV. — Un ouvrier mineur, âgé de 35 ans, reçut une grosse tonne sur le sommet de la tête. Plaie considérable, mais le malade ne peut dire s'il y a eu écoulement de sang, sa perte de connaissance ayant duré 20 jours. I se rétablit avec la perte de l'ouïe du côté droit et l'odorat des deux narines. Un après l'accident, il est dans l'état suivant : toutes ses fonctions sont normales, sa santé est bonne, l'intelligence est conservée, seulement s'il veut travailler, donner un coup de pioche ou rouler une brouette, il éprouve à chaque secousse une sensation douloureuse dans la tête; s'il persiste, il est bientôt pris d'étourdissement et tombe à terre : il est sujet à avoir des bourdonnements dans l'oreille droite, dont il est sourd, et souvent il a des étourdissements et de la céphalagie. Le sens de l'odorat est perdu complètement; il n'a que le goût de sucré, du salé, de l'amer du chaud et du froid. — Il ne perçoit pas les autres saveurs, s'il prise il sent bien un picotement qui le fait pleurer, mais il ne perçoit pas l'odeur du tabac; — s'il fume ou s'il chique, il salive un peu plus; s'il prend du café, il lui semble qu'il boit de l'eau sucrée chaude.

Obs. XVI. — Chute de cheval. 15 heures sans connaissance. Figure et tête ensànglantées. — Paralysie faciale du côté droit. Rétablissement au bout de trois semaines, mais avec perte complète de l'odorat et du goût.

L'observation de l'ouvrier mineur est très-intéressante au point de vue de l'anosmie traumatique, mais il est un point spécial que nous tenons à indiquer, c'est la présence chez cet individu d'étourdissements et de troubles particuliers du côté de l'ouïe. Nous ferons usage de ces données dans le deuxième chapitre, où nous traiterons des lésions de l'oreille interne après les fractures de la base du crâne.

Nous avons vu que la surdité était due dans la plupart des cas à un traumatisme produit soit par la chute ou le coup lui-même, soit par les fragments de la fracture qui compriment le nerf auditif dans son trajet à travers le conduit auditif interne; il existe cependant deux faits dans la science où l'audition ne fut point perdue, malgré des desordres considérables dans le rocher. Le premier est dû à M. Rampal (*Arch. méd. du Midi*, août 1846). N'ayant pu nous procurer ce journal, nous donnons le résumé des lésions d'après Robert (*Mém. de la Soc. de Chirurgie*, 1847).

Conservation de l'ouïe du côté malade, malgré la déchirure du tympan, malgré la fracture de l'étrier et son arrachement de la fenêtre ovale, enfin malgré la fracture des parois du vestibule; de plus la fracture intéressait le milieu du rocher et le conduit auditif interne.

Nous empruntons le deuxième fait à Robert *(loc. cit.)*

Obs. XVII. — Le 11 septembre 1843, le nommé Luisel tombe sur la tête d'une hauteur de 2 mètres et demi. — Il ne perdit pas connaissance, mais il ne put se relever seul, et ne marcha qu'avec peine, soutenu par ses camarades. — On le transporta immédiatement à l'hôpital de la Pitié. M. Nélaton le vit à 10 heures du matin, 4 heures après l'accident: il avait alors toute sa connaissance, et peut raconter les circonstances de sa chute : cependant sa figure portait un cachet de stupeur, il y avait de la lenteur dans ses réponses et ses mouvements, du reste aucune lésion appréciable de la sensibilité ou de la myotilité. Au-dessus de la tempe gauche, on observait une légère excoriation du cuir chevelu sans tuméfaction dans les parties molles voisines. Ce qui fixa particulièrement l'attention ce fut l'écoulement d'un liquide séreux qui sortait du conduit auditif gauche ce liquide légèrement teint en rouge s'écoulant d'une manière continue.

Le 3e jour, 13 septembre, la sensibilité, la myotilité et l'intelligence étaient toujours intactes. On peut en outre, s'assurer que l'audition était conservée dans l'oreille correspondante à la blessure. Le 9e jour le malade succomba à 2 heures de l'après-midi:

Résultats de l'autopsie. — Une longue fracture prend naissance à gauche sur le milieu de la longueur du pariétal à 2 cent. au-dessus de la suture écailleuse, descend verticalement sur le temporal se prolonge en dedans et en avant du bord antérieur du rocher et de la suture pétro-sphénoïdale, puis se continue en dedans à travers le corps du sphénoïde.

Une 2e fracture prend naissance de celle-ci au niveau du milieu de la longueur du rocher, se dirige en arrière et en dedans de manière à couper obliquement cette, apophyse passe à travers le conduit auditif interne et vient se terminer au trou déchiré postérieur. — Examinée du côté de la cavité du tympan, cette même fracture traverse verticalement toute la paroi interne de cette cavité, en passant à travers la partie antérieure de la circonférence de la fenêtre ovale. L'étrier est détaché de cette ouverture qui fait ainsi communiquer librement le vestibule avec la cavité du tympan. La membrane du tympan est largement déchirée, et la lame inférieure du conduit auditif externe est séparée en totalité du reste de l'étrier.

CHAPITRE II.

L'étude de l'oreille interne avait été abandonnée jusque dans ces derniers temps aux physiologistes qui, aidés de l'expérimentation et de l'histologie, cherchaient à se rendre compte du mécanisme qui permet aux sons d'arriver aux centres encéphaliques. Le pathologiste n'ayant aucun moyen clinique de pénétrer jusqu'à cette partie si delicate et si peu accessible de l'appareil de l'audition, avait englobé sous le nom générique de surdités nerveuses des affections dont la pathogénie était profondément inconnue. Cependant Itard, dans son Traité des maladies de l'oreille, et Bérard (*De la Surdité*, Dict. en 30 vol.) avaient entrevu la possibilité de lésions dans l'oreille interne pouvant produire la surdité. « On conçoit, dit-il, qu'une altération du limaçon et des canaux demi-circulaires puisse survenir, comprimer les ramifications terminales si ténues du nerf acoustique et produise ainsi la paralysie, » mais c'est à un médecin auriste français qu'on doit d'avoir le premier appelé l'attention sur ce sujet. En 1861, en effet, Ménière, médecin à l'Institut des Sourds-muets, lisait à l'Académie de Médecine un mémoire : *Sur des lésions de l'oreille interne donnant lieu à des symptômes de congestion cérébrale apoplectiforme*, dans lequel il décrivait une maladie nouvelle, plus fréquente qu'on ne le croit généralement. Voici les conclusions résumées de ce Mémoire :

1° Troubles fonctionnels du côté de l'ouïe : bruits subjectifs de nature variable, et dans les débuts, surdité plus ou moins grande.

2° Phénomènes cérébraux : vertiges, éblouissements, marche incertaine, tournoiement et chute.

3° Enfin, surdité complète par altération probable des canaux demi-circulaires (*Gaz. méd. de Paris*, 1861).

Depuis cette époque, les médecins français et étrangers ont apporté des faits nombreux, et si l'anatomie pathologique de cette affection est peu avancée, on peut dire que la symptomatologie est à peu près complète. Trousseau (*Clin. méd.*, t. III), Duplay (*Tr. de Path. ext.*, t. IV), Knapp, A Clinical Analysis of the inflammatory affections of the inner Ear (*Arch. of Ophthalmology and Otology*, 1871, t. II, n° 1, p. 204), Politzer, Ueber Lesion des Labyrinthes (*Arch. für Ohreiheilkunde*, t. II), enfin M. le professeur Charcot (*Progrès méd.* 24 et 31 janvier 1874) tels sont les auteurs qui nous guideront dans l'exposé des signes propres à cette affection.

Un individu jouissant d'une bonne santé habituelle est pris subitement de bourdonnements d'oreilles, de sifflements, de vertiges, de sensations de chute, soit en avant, soit en arrière. La face est pâle, couverte d'une sueur froide ; quelquefois l'attaque est assez forte pour que le sujet tombe privé de sentiment et de mouvement. Des nausées, des vomissements marquent assez fréquemment la fin de l'accès. Point de chaleur à la peau ni d'irrégularité dans le pouls. Une surdité plus ou moins grande survient, surdité qui n'existe dans certains cas que pour quelques groupes de son, et qui dans d'autres à mesure que la maladie avance devient bientôt complète. Revenons un peu sur chacun de ces symptômes.

Vertige (*Vertigo ab aure læsa*). — Le vertige est un des faits les plus intéressants à étudier.

Une des malades de M. Charcot, atteinte de la maladie de Ménière, le dépeignait d'une façon fort pittoresque : « C'est, disait-elle, la sensation qu'on peut ressentir lorsque, placé au sommet d'une tour élevée, on n'est pas protégé par un garde-fou, » ou bien encore « c'est le sentiment que produit la vue d'un précipice. » Cet état vertigineux peut-être très-faible à son début, une simple sensation, toute subjective, d'éblouissement, perte d'équilibre, puis le malade reprend ses occupations. La malade dont nous parlions tout à l'heure se rappelle qu'entre la 25ᵉ et la 38ᵉ année, il lui arrivait fréquemment, étant assise, d'éprouver tout à coup des bourdonnements d'oreilles, et il lui semblait « que sa chaise se brisait sous elle. » Elle poussait un cri, puis tout rentrait dans l'ordre. Ce symptôme augmente à mesure que le malade vieillit, et il arrive un moment où l'état vertigineux est constant et ne laisse au malheureux qui en est atteint que quelques rares instants de répit. On s'accorde généralement à penser que le mécanisme de ce singulier symptôme doit être recherché dans les changements de pression qui peuvent se produire dans l'oreille interne. Les causes sont nombreuses et peuvent se diviser en externes ou internes. Parmi les premières, nous citerons un bouchon de cérumen, ou un corps étranger comprimant le tympan ; une injection auriculaire mal faite, un abcès de l'oreille moyenne, comme dans le cas de M. Hillairet. L'ouverture fit cesser l'état de vertige (*Mém. de la Soc. de Biologie*, 3ᵉ série, t. III, p. 181) ; pour les secondes, nous trouverons un épanchement de sang dans le labyrinthe, ce qui peut se rencontrer dans certaines fractures de la base du crâne, une brusque exsudation de sérosité, et enfin l'otite labyrinthique. Le vertige s'accompagne souvent de troubles de l'équilibre. Dans certains cas, ce sont de pures sensations subjectives ; dans d'autres cas, on voit le malade ne pouvoir se tenir debout ni faire un pas ; il est obligé de s'appuyer contre un mur, contre une porte pour ne pas tomber. L'origine de ces deux groupes de faits doit être cherchée dans des lésions de l'oreille interne, et plus particulièrement des canaux demi-circulaires. On sait, en effet, que ces canaux, au nombre de trois, sont situés à la partie postéro-supérieure du vestibule. Deux sont verticaux, et un horizontal. Leur extrémité est munie d'une petite dilatation ampullaire, qui reçoit des expansions du nerf acoustique ; enfin ils renferment d'autres canaux, les canaux membraneux, et sont séparés des premiers par le liquide de Cotugno.

C'est à Flourens qu'on doit les premiers travaux sur le sujet, qu'il a relatés dans ses *Rech. exp. sur les propriétés et les fonctions du système nerveux*, 1848.

Ses expériences ont été répétées et les résultats confirmés par de nombreux physiologistes, parmi lesquels nous pouvons citer Czermark, Pflueger, Lœwenberg et Vulpian (Leç. sur la phys. du système nerveux).

Voici le résumé des faits mis en évidence par Flourens.

La section unilatérale ou bilatérale du canal demi-circulaire horizontal détermine chez l'animal des mouvements rotatoires de la tête, et même du corps tout entier, de droite à gauche et *vice versa*.

La section bilatérale d'un seul canal demi-circulaire vertical force l'animal à tenir sa tête en haut ou en bas, avec tendance à tomber en avant ou en arrière.

Enfin, si l'on vient à diviser plusieurs canaux demi-circulaires, l'animal est pris de mouvements désordonnés et semble en proie au vertige.

La lésion des canaux osseux seuls ne produit point de ces mouvements anormaux. La destruction des canaux membraneux produit immédiatement la surdité.

De plus, Czermark a remarqué la fréquence des vomissements chez les pigeons sur lesquels il expérimentait. (Jenaïsche Zeitschrift, III, 1867, p. 104). Brown-Séquard a démontré que la déchirure du nerf auditif suffisait pour produire des phénomènes du même genre.

Tels sont les phénomènes produits par ces différentes lésions ; l'application de ces données aux troubles d'équilibre et aux mouvements giratoires qu'on a pu observer, ne peut être encore faite, car dans certains cas les mouvements se produisaient du côté de la lésion, dans d'autres du côté opposé. Dans le fait d'Hillairet (*Loc. cit.*), le mouvement se faisait dans le sens opposé à la lésion ; dans ceux de Trousseau, il se produisait du côté de la lésion. Enfin Vulpian rapporte (*Leç. sur la phys. du syst. nerveux*) « qu'un coq qui avait reçu un coup sur la tête tournait de gauche à droite ; à l'autopsie on découvrit une lésion des canaux demi-circulaires droits. »

Enfin la surdité vient s'ajouter à tous ces phénomènes, et le plus souvent elle est immédiate et complète. Elle est sans doute due le plus souvent à un épanchement sanguin intra-labynthique, ou à une apoplexie séreuse, qui comprimerait les parties terminales du nerf acoustique ; dans certains cas cités par Moos, elle n'aurait été que partielle, et le malade n'aurait perdu la faculté d'entendre que pour certains groupes de sons. Ce fait semble d'accord avec la théorie d'Helmoltz, qui, comme on le sait, prétend que les dents de Corti, accordées pour certains tons, ne répondraient qu'à l'excitation d'ondes qui seraient en accord avec elles, tandis que les autres parties du labyrinthe seraient destinées à la perception des sons et des bruits de toute nature. Cette explication, aussi ingénieuse qu'hypothétique, rappelle celle qu'a adoptée le même physiologiste pour la perception des couleurs par les différents éléments de la rétine.

Nous avons dit en commençant que l'anatomie pathologique de cette affection était peu avancée. On ne possède, en effet, que de très-rares autopsies. La première est due à Ménière qui trouva chez une jeune fille atteinte de cette affection un épanchement sanguin dans les canaux demi-circulaires. Les deux autres cas appartiennent, l'un à Politzer qui l'a publié dans son mémoire cité, et l'autre à Voltolini. (*Monatschrift für Ohrenheilkunde*, 1869). Nous les résumons ci-dessous :

Obs. XIX. — Un homme vigoureux, âgé de 40 ans, qui s'était toujours bien porté, raconte qu'il y a six semaines, se trouvant l'après-midi dans sa cour, il avait été pris de vertige et était tombé à la renverse sur le sol. Il resta quelques heures sans connaissance. Lorsqu'il revint à lui, il était complètement sourd, atteint d'aphasie, il se plaignait de douleurs particulières dans le derrière de la tête. Il eut ensuite plusieurs vomissements. Le jour suivant, la faculté de parler lui revint, mais un bourdonnement intense dans les deux oreilles et un état vertigineux le forcent à garder le lit pendant la semaine. — Après ce laps de temps, il pouvait se promener dans sa chambre, mais son intelligence s'était affaiblie. Sa santé générale diminuait, et la surdité, le bourdonnement d'oreilles, et les vertiges persistaient.

Six semaines après sa chute, il fut examiné par Politzer, qui constata la surdité, mais qui ne découvrit rien d'anormal ni dans l'oreille moyenne ni dans le conduit auditif externe. Au commencement de la septième semaine, apparurent des symptômes de méningite aiguë qui emportèrent le malade dans l'espace de trois jours.

A l'autopsie, on trouva une fracture des deux rochers intéressant le vestibule et s'étendant jusqu'à la membrane du tympan qui n'avait point été rompue. — A droite, le labyrinthe était rempli par du sang coagulé, dont la coloration était légèrement changée. Les parties membraneuses étaient gonflées et ramollies. Le limaçon était rempli d'une sérosité rougeâtre sanguinolente; la membrane de Corti épaissie et les dents de Corti étaient déchirées. La lame spirale osseuse et membraneuse était fortement pigmentée.

A gauche, le labyrinthe était rempli de sang mêlé de pus, et les parties membraneuses étaient le siége d'une inflammation purulente qui, s'étant propagée par fissure du rocher à la cavité crânienne, avait causé la méningite promptement mortelle.

Obs. XX. — Voltolini a rapporté, en 1869, le cas d'un soldat qui fut frappé par un morceau de bois, à la région temporale gauche. — Il tomba immédiatement sans connaissance. — Après quelques minutes, la conscience lui revint; il se leva, se coucha et vomit plusieurs fois. — Il se plaignait de vertiges, de mal de tête, et était devenu complètement sourd. Il n'y avait point eu d'écoulement par l'oreille, point de paralysie. Deux jours après, il est pris par le délire, qui continue jusqu'à sa mort, quatre jours après l'accident. L'autopsie révéla une fracture à l'endroit où les os pariétal temporal et sphénoïde sont juxtaposés ; méningite basilaire; on trouva du pus à la base du cerveau dans la région du pont de Varole et dans la moelle allongée, dans le cervelet ; la surface de la dure-mère au niveau de la selle turcique, des olives et des pyramides était aussi recouverte de pus. — Une fissure passait à travers les deux rochers, à peu près dans la même direction, entre la fenêtre ronde et le limaçon. — La lame du tympan à gauche et les canaux demi-circulaires étaient remplis de sang. — A droite il n'y avait point d'épanchement, et il était difficile d'en trouver des traces dans les vestibules et canaux demi-circulaires de ce côté.

Dans ces deux cas, le résultat a été fatal ; mais dans quelques autres les malades survivent et conservent une surdité permanente. Knapp cite deux faits dans lesquels les symptômes de la maladie de Menière ont été causés par des fractures du rocher, avec hémorrhagie dans le labyrinthe. Consécutivement, dans ces cas, il admet que l'inflammation suppurative peut être considérée comme se localisant dans l'oreille interne, détruisant les expansions terminales du nerf acoustique et déterminant ainsi la perte de l'ouïe.

Nous empruntons à *The med. and surg. History of the war of the Reb.* les deux cas suivants, où les malades ont aussi survécu.

Obs. XXI. — Albert Bullock, 22 rég. de volontaires du Wisconsin, est blessé à Atlanta (Georgie), le 17 août 1864, par une balle conique qui, entrant au côté gauche de la tête, à deux pouces en avant de l'oreille, ressort à un pouce et demi derrière, fracturant l'apophyse mastoïde du temporal. Il entre à l'hôpital de la 3e division (20e corps), et après avoir fait quelques hôpitaux, arrive à celui de Manrey, le 9 février 1865. — Plusieurs esquilles osseuses sont retirées de la région mastoïdienne, et le 23 mars 1865, on le renvoie du service. — Le médecin chargé de l'examiner, constate les faits suivants : la blessure a laissé une perte complète de l'ouïe et du goût du côté droit, avec amaurose partielle, par rétinite ; paralysie des muscles du côté de la lésion ; impossibilité de fermer la paupière ; l'individu, sujet aux vertiges, est faible d'esprit. Il ne peut pas se tenir baissé longtemps sans une syncope complète. La déformation est très-considérable. L'infirmité semble permanente, et est complète selon mon avis.

Obs. XXII. — Le sergent William Hutchinson, 12e régiment de volontaires de New-Jersey, est blessé à la bataille de Chancellorsville (Virginie) le 3 mai 1863. Le projectile entre en avant du conduit auditif externe, et va se loger dans l'oreille interne. — Il est admis à l'hôpital de la 2e division

(2ᵉ corps); il est évacué dans deux ou trois hôpitaux et arrive à Philadelphie le 6 avril 1865, où il est exempté du service avec pension. — La balle est restée dans la blessure, et peut être sentie à la place qu'elle occupe.— Perte complète de l'ouïe du côté de la lésion, perte du sens du toucher et vertiges.

Pronostic. — Le pronostic de cette affection est grave Tous les moyens qu'on a employés jusqu'ici sont restés sans résultat. On le comprendra facilement si l'on veut se souvenir de la délicatesse des parties qui composent l'oreille externe et de l'impossibilité de restaurer des parties qui ne peuvent jamais reprendre leur état primitif.

CHAPITRE III.

Nous avons réuni ici quelques accidents assez rares après les fractures de la base du crâne; nous laissons de côté ceux qui se lient à des altérations secondaires des centres encéphaliques ou à la méningite traumatique chronique, ce sujet étant beaucoup trop vaste pour être traité en quelques lignes. Les faits que nous allons rapporter sont intéressants, surtout au point de vue de leur production. C'est ainsi que, dans le cas suivant, on a observé la paralysie de la sixième paire crânienne. (Dezeimeris, *L'Expérience*, nov. 1843.)

Obs. XXIII. — Un homme tombe d'assez haut sur la face. — Il ne perdit point connaissance, mais sentit parfaitement qu'il faisait une chute.— Il retourna chez lui et se remit au travail le jour suivant. — Quatre jours après, il commença à souffrir du mal de tête, et trois semaines après l'accident, il remarqua que l'œil droit regardait toujours en dedans. Il mourut au bout de quatre mois. — A l'autopsie, on trouva une fracture ayant détaché le tiers interne du rocher, et le nerf moteur oculaire externe était divisé en deux parties.

On a cité dans quelques observations des troubles de la sensibilité consistant en douleurs névralgiques plus ou moins vives, quelquefois très-persistantes, et rebelles à tous les moyens que la thérapeutique peut employer. Dans quelques cas, elles sont dues à une contusion des nerfs de la peau par un projectile.

Nous rencontrons ces conditions réunies dans le fait suivant : (*The med. and surg. History of the war of the Reb.*)

Obs. XXIV. — G. Schræder, 82e volontaires de l'Illinois, a été blessé à la bataille de Chancellorsville, par une balle conique qui a fracturé la région mastoïdienne du temporal droit. — Le 5 mai, il a été admis à l'hôpital de la 3e division du 11e corps. — Des fragment osseux sont extraits par le chirurgien Wood. Le 26 mai, le malade est envoyé à l'hôpital de la 2e division, à Alexandrie, et le 16 septembre 1863, renvoyé à son corps. — Il est réformé le 26 août 1864 et pensionné. En mars 1870, il demande une augmentation, parce que son infirmité a suivi une marche ascendante. — L'expert Thompson certifie que la région mastoïdienne présente une dépression, et que le sujet se plaint de douleurs névralgiques dans le côté droit de la tête, et de surdité dans l'oreille droite.

Comme accident rare, nous pouvons citer le fait suivant, qui appartient à M. Laugier (Vérité, Th. de Paris, 1867). Un malade, qui avait présenté les signes d'une fracture du rocher, avec paralysie faciale, avait des mouvements convulsifs dans le même côté de la face. L'autopsie montra une portion d'os mobile qui piquait le nerf facial et l'agaçait pour ainsi dire.

Nous terminerons cette énumération par la possibilité d'otite à la suite de fractures de la base du crâne. — Lallemand (*Lettres sur l'encéphale*) et Itard, dans son traité, en rapportent quelques exemples. Les abcès, au lieu d'avoir pour siége soit l'oreille moyenne, soit le conduit auditif externe, peuvent être péri-auriculaires, comme le fait suivant le prouve.

Obs. XXV. (Thèse de Paris, 1867, Vérité.)

Une femme, après avoir reçu un coup sur la tête et une fracture consécutive du rocher, guérit, conservant une douleur fort vive au niveau de la plaie, et, quoique cette douleur ne l'empêchât point de vaquer à ses affaires, dès qu'elle portait un fardeau sur la tête, il se formait un abcès aux environs de l'oreille, lequel venait à suppurer.

CONCLUSIONS.

1° La paralysie faciale est un accident fréquent dans les fractures du rocher. Nous avons vu, en étudiant le mécanisme de sa production, qu'elle était le plus souvent incurable.

2° Nous avons montré que la maladie de Ménière qu'on connaissait peu avant les travaux de ces dernières années, pouvait se produire après ces fractures.

3° Enfin, nous avons énuméré et tâché d'expliquer la production de complications assez rares, mais possibles.

Paris, A. PARENT, imprimeur de la Faculté de Médecine, rue Mr-le-Prince, 31.

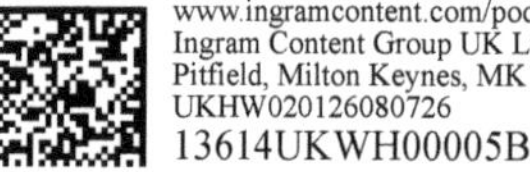